Salades en Scène

L'introduction parfaite à l'art de la verdure

Élise Dubois

Salade épicée de poires et fromage bleu	9
Salade Italienne Épicée	11
salade César	13
Salade de Prosciutto, Poire et Noisettes Caramélisées	15
Salade de romaine et de mandarine avec vinaigrette aux graines de pavot	17
Salade maison style restaurant	19
salade d'épinards	21
Salade d'épinards Super Seven	23
délicieuse salade	24
Salade d'épinards et d'orge	25
Salade de fraises, kiwis et épinards	27
Salade d'épinards et de grenade	28
Salade d'épinards avec vinaigrette à la gelée de poivre	29
Salade d'épinards et de paprika super facile	31
Salade d'épinards, pastèque et menthe	32
Belle salade de grenade	34
Salade croustillante aux pommes et aux amandes	35
Délice turc à la mandarine, au gorgonzola et aux amandes	36
Salade Roma et oranges sautées	38
salade addictive	39
Salade de chou à la grenade, graines de tournesol et amandes effilées	41
Salade blanche de grenade avec vinaigrette au citron de Dijon	43
Salade de roquette, fenouil et orange	45

Salade d'épinards à l'avocat et à la pastèque	46
Salade d'avocat, chou frisé et quinoa	47
Salade de courgettes sauce spéciale	49
Salade de légumes et bacon	51
Salade de concombre croustillant	53
Salade colorée de légumes et de fromage	55
Salade de concombre crèmeux	57
Salade de bacon et brocoli	59
Salade de Légumes et Pain de Maïs	61
Salade de haricots et légumes	63
Salade de maïs et d'olives	65
salade de maïs	67
Salade hongroise fraîche	69
Le mélange parfait de tomates, concombres et oignons	71
Salade de concombre classique	73
Salade de tomates aux éclaboussures de cerises	75
salade d'asperges	77
Pâtes et haricots noirs en salade	79
Salade d'épinards et betteraves	81
Salade de pommes de terre au vinaigre balsamique	83
Salade de tomates marinées	85
délicieuse salade de brocoli	87
Salade de maïs italienne avec vinaigrette italienne	89
Salade d'asperges et poivrons	90
Salade de tomates et basilic	92
Salade colorée du jardin	94
salade de champignons	96

Salade de quinoa, menthe et tomates	98
la recette Salade de choucroute	100
Salade de concombre rapide	102
Tranches de tomates à la sauce crémeuse	104
Assiette de Salade de Betteraves	105
Salade de poulet et épinards	107
Salade de concombre allemande	109
Salade colorée d'agrumes avec vinaigrette unique	111
Salade de pommes de terre, carottes et betteraves	113
Salade d'épinards et mûres	114
Salade de légumes au fromage suisse	116
Délicieuse salade de carottes	118
Salade de légumes marinés	120
Salade de maïs coloré rôti	122
concombre crémeux	124
Salade de champignons marinés et tomates	126
salade de haricots	128
Salade de betteraves à l'ail	130
Maïs mariné	131
salade de pois	133
salade de navet	135
Salade pomme et avocat	137
Salade de maïs, haricots et oignons	139
Salade végétarienne italienne	141
Salade de pâtes de la mer	143
Salade de légumes grillés	145
Délicieuse salade de maïs d'été	147

Salade de pois croustillants au caramel	149
Salade Magique Aux Haricots Noirs	151
Très bonne salade grecque	153
Fabuleuse salade de concombre thaï	155
Salade de tomates et basilic riche en protéines	157
Salade rapide d'avocat et de concombre	159
Salade d'orge aux tomates et fromage feta	161
Salade anglaise de concombres et tomates	163
Salade d'aubergines de grand-mère	165
Salade de carottes, bacon et brocoli	167
Salade de concombre et tomate à la crème aigre	169
Salade de tortellinis aux tomates	171
Brocoli et bacon avec sauce mayonnaise	174
Salade de poulet à la crème de concombre	176
Légumes sauce au raifort	178
Salade de pois sucrés et de pâtes	180
Salade de poivrons colorés	182
Salade de poulet au fromage, tomates séchées et pignons de pin	184
Salade mozzarella et tomates	186
Salade de courgettes épicée	188
Salade de tomates et asperges	190
Salade de concombre à la menthe, oignons et tomates	192
Salades Adas	194
Ayvar	196
salade de bakdoonsiyeh	198
salade rellena	199
salade curtido	201

Salade Gado Gado 203

Hobak Namulu 205

Salade Horiatiki 207

Salade de poulet Waldorf 209

Salade de lentilles aux olives et fromage feta 212

Salade de Bœuf Grillé à la Thaïlandaise 214

salade américaine 216

Délicieuse salade de roquette aux crevettes 218

Salade de crevettes 220

Salade épicée de poires et fromage bleu

Contenu

1/3 tasse de ketchup

½ tasse de vinaigre blanc distillé

¾ tasse de sucre blanc

2 c. sel

1 tasse d'huile de colza

2 têtes de laitue, hachées

4 onces de fromage bleu émietté

2 poires, pelées, évidées et hachées

½ tasse de noix hachées grillées

½ oignon rouge, haché

Méthode

Dans un petit bol, bien mélanger le ketchup, le sucre, le vinaigre et le sel. Versez l'huile lentement en remuant constamment jusqu'à ce qu'elle soit bien mélangée. Dans un grand bol de service, mélanger la laitue, le fromage bleu, les poires, les noix et l'oignon rouge. Verser la vinaigrette sur la salade et mélanger pour enrober.

Apprécier!

Salade Italienne Épicée

Contenu:

½ tasse d'huile de colza

1/3 tasse de vinaigre d'estragon

1 cuillère à soupe. sucre blanc

1 poivron rouge, coupé en lanières

1 carotte râpée

1 oignon rouge finement tranché

une tasse d'olives noires

¼ tasse d'olives vertes dénoyautées

½ tasse de concombre tranché

2 cuillères à soupe. Fromage romain râpé

Poivre noir moulu au goût

Méthode

Dans un bol moyen, mélanger l'huile de canola, le sucre, la moutarde sèche, le thym et l'ail dans un bol. Dans un grand bol, mélanger la laitue, le poivron rouge, la carotte, l'oignon rouge, le cœur d'artichaut, les olives noires, les olives vertes, le concombre et le fromage romano. Réfrigérer pendant 4 heures ou toute la nuit. Assaisonner de poivre et de sel. Servir froid.

Apprécier!

salade César

Contenu:

1 tête de laitue

2 tasses de croûtons

jus de 1 citron

1 sauce Worcestershire Dash

6 gousses d'ail, hachées

1 cuillère à soupe. Moutarde de Dijon

½ tasse d'huile d'olive

¼ tasse de parmesan râpé

Méthode

Écraser les croûtons dans un bol profond. Mettez-le de côté. Mélanger la moutarde, le jus de citron et la sauce Worcestershire dans un bol. Bien mélanger dans un mélangeur et ajouter progressivement l'huile d'olive jusqu'à ce qu'elle atteigne une consistance crémeuse. Verser la sauce sur la laitue. Ajouter les croûtons et le fromage et bien mélanger. Servez maintenant.

Apprécier!

Salade de Prosciutto, Poire et Noisettes Caramélisées

Contenu:

2 verres de jus d'orange

2 cuillères à soupe. Vinaigre de vin rouge

2 cuillères à soupe. oignon rouge finement haché

1 cuillère à soupe. sucre blanc

1 cuillère à soupe. vin blanc

1 tasse de moitiés de noix

½ tasse de sucre blanc

un verre d'eau

¾ tasse d'huile d'olive extra vierge

1 cuillère à soupe. Beurre

2 poires - pelées, évidées et coupées en tranches

Jambon, coupé en fines lanières - 1/4 livre

2 coeurs romains, lavés et déchirés

Méthode

Dans une casserole moyenne, chauffer d'abord le jus d'orange à feu moyen-vif, en remuant fréquemment, jusqu'à ce qu'il réduise de 1/4. Mettez-le dans un mélangeur avec le vinaigre, l'oignon, le sucre, le vin, le sel et le poivre. Tout en continuant de mélanger à basse vitesse, faire fondre le beurre à feu moyen, retirer le couvercle et arroser d'huile d'olive pour émulsionner la sauce. Ajouter le sucre et l'eau et cuire en remuant constamment. Faire revenir les poires et les noix dans le beurre pendant 3 minutes. Retirer du feu et laisser refroidir. Ajouter la vinaigrette. Servir maintenant dans une grande assiette italienne.

Apprécier!

Salade de romaine et de mandarine avec vinaigrette aux graines de pavot

Contenu:

6 tranches de bacon

1/3 tasse de vinaigre de cidre de pomme

une tasse de sucre blanc

½ tasse d'oignon rouge haché grossièrement

½ c. poudre de moutarde sèche

cuillère à thé. sel

½ tasse d'huile 1 cuillère à café. graines de coquelicot

10 tasses de feuilles de laitue déchirées

10 oz de tranches de mandarine égouttées

¼ tasse d'amandes tranchées grillées

Méthode

Faire revenir le bacon dans une poêle. Filtrez, émiettez et réservez. Mettez le vinaigre, le sucre, l'oignon rouge, la poudre de moutarde et le sel dans un bol mélangeur. Réduire la vitesse du mélangeur à moyen-bas. Incorporer les graines de pavot, remuer jusqu'à ce que le tout soit mélangé et que la sauce soit crémeuse. Dans un grand bol, mélanger la laitue avec le bacon émietté et les mandarines. Nappez de sauce et servez immédiatement.

Apprécier!

Salade maison style restaurant

Contenu:

changer les portions

1 grosse tête de laitue - rincée, séchée et coupée en morceaux

4 oz de poivrons hachés au piment de la Jamaïque, égouttés

2/3 tasse d'huile d'olive extra vierge

1/3 tasse de vinaigre de vin rouge

1 cuillère à café. sel

1 Iceberg à grosse tête - rincé, séché et haché

14 onces de coeurs d'artichauts, égouttés et coupés en quartiers

1 tasse d'oignon rouge tranché

cuillère à thé. poivre noir moulu

2/3 tasse de fromage - parmesan râpé

Méthode

Combiner tous les ingrédients dans un bol et bien mélanger. Servez maintenant.

Apprécier!

salade d'épinards

Contenu:

changer les portions

½ tasse de sucre blanc

1 tasse d'huile végétale

2 cuillères à soupe. sauce Worcestershire

1/3 tasse de ketchup

½ tasse de vinaigre blanc

1 petit oignon, haché

450 g d'épinards - rincés, séchés et coupés en bouchées

125 grammes. Jus de châtaigne égoutté tranché

5 tranches de bacon

Méthode

Combiner tous les ingrédients dans un bol et bien mélanger. Servez maintenant.

Apprécier!

Salade d'épinards Super Seven

Contenu:

6 oz de feuilles d'épinards

1/3 tasse de fromage cheddar haché

1 pomme Fuji, pelée, évidée et coupée en dés

1/3 tasse d'oignon rouge finement haché

¼ tasse de canneberges séchées confites

1/3 tasse d'amandes émondées tranchées

3 c. Sauce salade au grains de pavot

Méthode

Combiner tous les ingrédients dans un bol et bien mélanger. Servez maintenant.

Apprécier!

délicieuse salade

Contenu:

8 tasses de pousses d'épinards

11 oz Can mandarines égouttées

½ oignon rouge moyen, tranché séparément en rondelles

1 tasse de fromage blanc émietté

1 tasse de vinaigrette Vinaigrette balsamique

1 ½ tasse de bleuets séchés confits

1 tasse d'amandes grillées au miel tranchées

Méthode

Combiner tous les ingrédients dans un bol et bien mélanger. Servez maintenant.

Apprécier!

Salade d'épinards et d'orge

Contenu:

Paquet de 16 onces de pâtes d'orge crues

Paquet de 10 onces de feuilles d'épinards finement hachées

½ kilo de fromage feta émietté

½ oignon rouge haché finement

une tasse de pignons de pin

½ c. basilic séché

cuillère à thé. Poivre blanc moulu

½ tasse d'huile d'olive

½ tasse de vinaigre balsamique

Méthode

Faire bouillir une grande casserole d'eau légèrement salée. Transférer dans un grand bol et ajouter les épinards, la feta, l'oignon, les pignons de pin, le basilic et le poivre blanc. Ajouter l'orge et cuire 8 à 10 minutes, égoutter et rincer à l'eau froide. Arroser d'huile d'olive et de vinaigre balsamique. Refroidir et servir froid.

Apprécier!

Salade de fraises, kiwis et épinards

Contenu:

2 cuillères à soupe. vinaigre de framboise

2 ½ c. confiture de framboise

1/3 tasse d'huile végétale végétale

8 tasses d'épinards, lavés et coupés en bouchées

½ tasse de noix hachées

8 fraises dans un quartier

2 kiwis pelés et tranchés

Méthode

Combiner tous les ingrédients dans un bol et bien mélanger. Servez maintenant.

Apprécier!

Salade d'épinards et de grenade

Contenu:

1 feuilles d'épinards de 10 onces, rincées et égouttées

1/4 oignon rouge, tranché très finement

1/2 tasse de noix hachées

1/2 tasse de fromage feta émietté

1/4 tasse de germes de luzerne, facultatif

1 grenade, pelée et évidée

4 c. vinaigre balsamique

Méthode

Mettre les épinards dans un saladier. Garnir d'oignon rouge, de noix, de fromage feta et de germes. Saupoudrer de graines de grenade sur le dessus et sucrer avec la vinaigrette.

Apprécier!

Salade d'épinards avec vinaigrette à la gelée de poivre

Contenu:

3 c. Gelée délicate de poivre

2 cuillères à soupe. huile d'olive

1/8 c. sel

2 tasses de pousses d'épinards

2 onces de fromage de chèvre en tranches

1/8 c. Moutarde de Dijon

Méthode

Combiner tous les ingrédients dans un bol et bien mélanger. Servez maintenant.

Apprécier!

Salade d'épinards et de paprika super facile

Contenu:

une tasse d'huile d'olive

Paquet de 6 oz de bébés épinards

½ tasse de fromage - parmesan râpé

un verre de vinaigre de riz

1 poivron rouge haché

Méthode

Combiner tous les ingrédients dans un bol et bien mélanger. Servez maintenant.

Apprécier!

Salade d'épinards, pastèque et menthe

Contenu:

1 cuillère à soupe. graines de coquelicot

¼ tasse de sucre blanc 10 onces de feuilles d'épinards

1 tasse de vinaigre de cidre de pomme

une tasse de sauce Worcestershire

½ tasse d'huile végétale

1 cuillère à soupe. grains de sésame

2 tasses de pastèque coupée en dés

1 tasse de feuilles de menthe finement hachées

1 petit oignon rouge, tranché finement

1 tasse de noix grillées hachées

Méthode

Combiner tous les ingrédients dans un bol et bien mélanger. Servez maintenant.

Apprécier!

Belle salade de grenade

Contenu:

10 onces de mandarines égouttées

10 onces de feuilles d'épinards

10 onces de feuilles de roquette

1 grenade pelée et graines séparées

½ oignon rouge, tranché finement

Méthode

Combiner tous les ingrédients dans un bol et bien mélanger. Servez maintenant.

Apprécier!

Salade croustillante aux pommes et aux amandes

Contenu:

Paquet de salade mixte de 10 oz

½ tasse d'amandes tranchées

½ tasse de fromage feta émietté

1 tasse de tarte aux pommes dénoyautées en dés

¼ tasse d'oignon rouge tranché

une tasse de raisins secs dorés

1 tasse de vinaigrette aux framboises

Méthode

Combiner tous les ingrédients dans un bol et bien mélanger. Servez maintenant.

Apprécier!

Délice turc à la mandarine, au gorgonzola et aux amandes

Contenu:

½ tasse d'amandes tranchées blanchies et rôties à sec

1 tasse de Gorgonzola

2 cuillères à soupe. Vinaigre de vin rouge

11 onces de mandarine, jus réservé

2 cuillères à soupe. huile végétale

12 onces de salade mixte

Méthode

Combiner tous les ingrédients dans un bol et bien mélanger. Servez maintenant.

Apprécier!

Salade Roma et oranges sautées

Contenu:

½ verre de jus d'orange

1 grosse laitue pommée - déchirée, lavée et séchée

3 boîtes de mandarines

½ tasse d'amandes tranchées

3 c. huile d'olive

2 cuillères à soupe. Vinaigre de vin rouge

½ c. poivre noir moulu

cuillère à thé. sel

Méthode

Combiner tous les ingrédients dans un bol et bien mélanger. Servez maintenant.

Apprécier!

salade addictive

Contenu:

1 tasse de mayonnaise

½ tasse de fromage frais râpé

½ tasse de carottes râpées

¼ tasse de fromage frais - parmesan râpé

2 cuillères à soupe. sucre blanc

Paquet de 10 onces de mélange de laitue printanière

½ tasse Petits bouquets de chou-fleur Petit

½ tasse de morceaux de bacon

Méthode

Dans un petit bol, mélanger 1/4 tasse de parmesan, le sucre et la mayonnaise jusqu'à ce qu'ils soient bien mélangés. Couvrir, puis réfrigérer une nuit. Mélanger la laitue, les morceaux de bacon, 1/2 tasse de carottes, le parmesan et le chou-fleur dans un grand bol de service. Mélanger avec des assaisonnements froids juste avant de servir.

Apprécier!

Salade de chou à la grenade, graines de tournesol et amandes effilées

Contenu:

½ kilo de chou

1 ½ tasse de graines de grenade

5 cuillères à soupe. vinaigre balsamique

3 c. Huile d'olive vierge extra

2 cuillères à soupe. Graines de tournesol

1/3 tasse d'amandes tranchées

5 cuillères à soupe. Vinaigre de riz au poivre

sel au goût

Méthode

Laver le chou et secouer l'excès d'eau. Hacher les feuilles jusqu'à ce qu'elles soient fines mais encore légèrement feuillues. Les amandes tranchées, le chou haché, les graines de grenade et les graines de tournesol sont mélangés dans un grand bol; Lancer pour combiner. Retirez les côtes centrales et les tiges. Un mélange d'huile d'olive, de vinaigre de riz et de vinaigre balsamique est saupoudré sur le mélange de chou et mélangé. Il est servi sucré avec du sel.

Apprécier!

Salade blanche de grenade avec vinaigrette au citron de Dijon

Contenu:

Paquet de 10 oz de légumes mélangés pour enfants

Paquet de 8 onces de fromage feta émietté

1 citron, râpé et pressé

1 cuillère à café. Moutarde de Dijon

1 grenade pelée et graines séparées

3 c. Vinaigre de vin rouge

3 c. Huile d'olive vierge extra

Poivre et sel au goût

Méthode

La laitue, le fromage feta et les graines de grenade sont pris dans un grand bol. Ensuite, le jus et le zeste de citron, le vinaigre, la moutarde, le sel, l'huile d'olive et le poivre sont fouettés dans un grand bol séparé. Le mélange est versé sur la salade et mélangé pour qu'il soit enrobé. Maintenant, vous devez creuser immédiatement.

Apprécier!

Salade de roquette, fenouil et orange

Contenu:

½ c. poivre noir moulu

une tasse d'huile d'olive

1 botte de roquette

1 cuillère à soupe. Chéri

1 cuillère à soupe. Jus de citron

½ c. sel

2 oranges pelées et tranchées

1 bulbe de fenouil coupé en fines tranches

2 cuillères à soupe. Olives noires tranchées

Méthode

Combiner tous les ingrédients dans un grand bol et bien mélanger. Servez maintenant. Apprécier!

Salade d'épinards à l'avocat et à la pastèque

Contenu:

2 gros avocats, pelés, évidés et hachés

4 tasses de pastèque hachée

4 tasses de feuilles d'épinards

1 tasse de vinaigrette Vinaigrette balsamique

Méthode

Combiner tous les ingrédients dans un grand bol et bien mélanger. Servir froid.

Apprécier!

Salade d'avocat, chou frisé et quinoa

Contenu

2/3 tasse de quinoa

1 botte de chou frisé, coupé en bouchées

½ avocat, pelé et haché

1/3 tasse de paprika, haché

½ tasse de concombre, coupé en cubes

2 cuillères à soupe. Oignon rouge, haché finement

1 1/3 tasse d'eau

1 cuillère à soupe. fromage feta émietté

pour dresser

¼ tasse d'huile d'olive 2 c. Jus de citron

1 ½ c. Moutarde de Dijon

cuillère à thé. sel de mer

cuillère à thé. Poivre noir, fraîchement moulu

Méthode

Ajouter le quinoa et l'eau dans une casserole. Portez-le à ébullition. Baissez le feu et laissez cuire 15 à 20 minutes. Gardez-le de côté. Faites cuire le chou à la vapeur dans le cuiseur vapeur pendant 45 secondes. Fouetter tous les ingrédients de la sauce dans un bol. Mélanger le chou, le quinoa, l'avocat et d'autres éléments et mélanger avec la vinaigrette.

Apprécier!

Salade de courgettes sauce spéciale

Contenu

6 petites courgettes, tranchées finement

½ tasse de poivron vert haché

½ tasse d'oignon, haché

½ tasse de céleri, haché

1 pot de Pimientos, égouttés et hachés

2/3 tasse de vinaigre

3 c. vinaigre de vin blanc

1/3 tasse d'huile végétale végétale

½ tasse de sucre

½ c. Poivre

½ c. sel

Méthode

Mélanger tous les légumes dans un bol moyen et réserver. Mélanger tous les autres ingrédients dans un bocal à couvercle hermétique. Agiter vigoureusement le mélange et verser sur les légumes. Mélanger délicatement les légumes. Couvrir et réfrigérer toute la nuit ou au moins 8 heures. Il est servi froid.

Apprécier!

Salade de légumes et bacon

Contenu

3 tasses de brocoli haché

3 tasses de chou-fleur haché

3 tasses de céleri haché

6 tranches de bacon

1 1/2 tasse de mayonnaise

une tasse de parmesan

1 paquet de petits pois surgelés, décongelés

1 tasse de canneberges séchées confites

1 tasse de cacahuètes espagnoles

2 cuillères à soupe. oignon râpé

1 cuillère à soupe. vinaigre de vin blanc

1 cuillère à café. sel

¼ tasse de sucre blanc

Méthode

Cuire le bacon dans une grande poêle profonde jusqu'à ce qu'il soit doré. Prenez-le sur un plateau et émiettez-le. Mélanger le brocoli, le chou-fleur, les pois, les canneberges et le céleri dans un grand bol. Dans un autre bol, mélanger le fromage, la mayonnaise, l'oignon, le sucre, le vinaigre et le sel. Verser le mélange sur les légumes. Ajouter les noix, le bacon et bien griller. Servir immédiatement ou froid.

Apprécier!

Salade de concombre croustillant

Contenu

2 pintes de petit concombre, tranché avec la peau

2 oignons, tranchés finement

1 tasse de vinaigre

1 ¼ tasse de sucre

1 cuillère à soupe. sel

Méthode

Mélanger l'oignon, le concombre et le sel dans un bol et laisser reposer 3 heures. Prenez une casserole et ajoutez le vinaigre et laissez chauffer. Ajouter le sucre et remuer constamment jusqu'à ce que le sucre se dissolve. Retirer le concombre du mélange imbibé et égoutter l'excès de liquide. Ajouter le concombre au mélange de vinaigre et mélanger. Mettez le mélange dans des sacs de congélation ou des contenants en plastique. Congelez-le. Décongeler et servir froid.

Apprécier!

Salade colorée de légumes et de fromage

Contenu

1/3 tasse de poivron rouge ou vert, haché

1 tasse de céleri, haché

1 paquet de petits pois surgelés

3 cornichons sucrés, hachés finement

6 Laitue

2/3 tasse de fromage cheddar mayonnaise, coupé en cubes

Poivre, fraîchement moulu

sel au goût

Méthode

Prenez un grand bol. Mélanger la mayonnaise, le poivre et le sel. Ajouter les poivrons rouges ou verts, les cornichons, le céleri et les pois au mélange. Bien mélanger tous les ingrédients. Ajouter le fromage au mélange. Réfrigérer pendant 1 heure. Mettez les feuilles de laitue sur l'assiette à salade et versez le mélange sur les feuilles.

Apprécier!

Salade de concombre crèmeux

Contenu

9 tasses de concombre, pelé et tranché finement

8 oignons verts, hachés finement

cuillère à thé. sel d'oignon

cuillère à thé. Sel d'ail piquant

½ tasse de yaourt

½ tasse de mayonnaise faible en gras

cuillère à thé. Poivre

2 gouttes de sauce piquante

¼ tasse de lait évaporé

¼ tasse de vinaigre de cidre de pomme

un bol de sucre

Méthode

Prenez un grand bol. Mettez le concombre, l'oignon vert, le sel d'oignon, le sel d'ail et le yogourt dans un bol et mélangez bien. Mélanger la mayonnaise, le poivre, la sauce au poivre, le lait, le vinaigre, le sucre pour obtenir un mélange homogène. Étendre la vinaigrette sur le mélange de concombre. Bien mélanger pour que tous les légumes soient recouverts de sauce. Réfrigérer la salade pendant 4 heures. Servir froid.

Apprécier!

Salade de bacon et brocoli

Contenu

1 tête de brocoli, coupée en bouchées

10 tranches de bacon

¼ tasse d'oignon rouge, haché finement

½ tasse de raisins secs

3 c. vinaigre de vin blanc

1 tasse de mayonnaise

1 tasse de graines de tournesol

2 cuillères à soupe. sucre blanc

Méthode

Prenez une grande casserole. Cuire le bacon jusqu'à ce qu'il soit uniformément doré. Déchiquetez-le et mettez-le de côté. Mettez le brocoli, les raisins secs et l'oignon dans un bol et remuez le mélange. Prenez un petit bol et mélangez la mayonnaise, le vinaigre et le sucre. Transférer dans le mélange de brocoli et remuer. Réfrigérer pendant deux heures. Ajouter le bacon et les graines de tournesol avant de servir.

Apprécier!

Salade de Légumes et Pain de Maïs

Contenu

1 tasse de pain de maïs, grossièrement émietté

1 boîte de maïs entier, égoutté

½ tasse d'oignon, haché

½ tasse de concombre, haché

½ tasse de brocoli, haché

½ tasse de paprika vert et doux, haché finement

½ tasse de tomates épépinées, hachées

½ tasse de poivre noir

vinaigrette fermière

Poivre et sel au goût

Feuilles de chou

Méthode

Prenez un grand bol. Ajouter le pain de maïs et les légumes. Jeter le mélange. Saupoudrer la vinaigrette sur le mélange. Saler et poivrer selon votre goût. Redémarrage. Couvrir le mélange et le laisser au réfrigérateur pendant au moins 4 heures. Déposer la salade sur des feuilles de laitue et servir.

Apprécier!

Salade de haricots et légumes

Contenu

2 boîtes de maïs entier, égoutté

1 boîte de haricots noirs, rincés et égouttés

8 oignons verts, hachés finement

2 piments jalapeno, épépinés et hachés finement

1 poivron vert, tranché finement

1 avocat, pelé et haché

1 pot de poivre plus

3 tomates, tranchées

1/2 tasse de vinaigrette italienne

1/2 c. sel d'ail piquant

1 tasse de coriandre hachée

1 citron vert, pressé

Méthode

Mélanger les haricots noirs et le maïs dans un grand bol. Ajouter l'oignon vert, le poivron, le piment jalapeno, le piment de la Jamaïque, l'avocat et les tomates et remuer le mélange. Ajouter la coriandre, le jus de citron et la sauce italienne au mélange. Ajouter le sel d'ail pour l'assaisonnement. Cheval à droite. Servir froid.

Apprécier!

Salade de maïs et d'olives

Contenu

1 paquet de maïs surgelé

3 œufs durs

½ tasse de mayonnaise

1/3 tasse d'olives farcies au piment

2 cuillères à soupe. Ciboulette, hachée

½ c. poivre moulu

cuillère à thé. poudre de cumin

1/8 c. sel

Méthode

Mélanger le maïs, les œufs tranchés et les olives dans un grand bol. Mélanger la mayonnaise et les autres ingrédients d'assaisonnement dans un bol moyen. Ajouter la mayonnaise au mélange de maïs. Bien mélanger pour que tous les légumes et le maïs soient enrobés de mayonnaise. Couvrir le bol. Mettre au réfrigérateur pendant 2 heures. Servir froid.

Apprécier!

salade de maïs

Contenu

6 Maïs, nettoyé, lavé et égoutté

3 grosses tomates

1 oignon, tranché finement

une tasse de basilic, haché

2 cuillères à soupe. vinaigre blanc

une tasse d'huile d'olive

Poivre et sel au goût

Méthode

Faire cuire les graines dans une casserole avec de l'eau bouillante, filtrer et laisser refroidir. Coupez les grains de l'épi. Prenez un grand saladier. Incorporer le maïs, le basilic, l'oignon, la tomate, le vinaigre, le sel et le poivre et l'huile. Cheval à droite. Il est servi froid.

Apprécier!

Salade hongroise fraîche

Contenu

1 paquet de légumes mélangés surgelés, décongelés

1 tasse de chou-fleur

1/2 tasse d'oignons verts tranchés

1/2 tasse d'olives farcies de poivrons tranchés

1/4 tasse d'huile de colza

3 c. vinaigre blanc

1/4 c. Poivre

1 cuillère à café. sel d'ail piquant

Méthode

Mélanger les légumes surgelés, le chou-fleur, l'oignon et les olives dans un grand bol. Mélanger l'huile, l'ail, le sel, le vinaigre et le poivre au mélangeur. Verser la vinaigrette sur le mélange de légumes. Cheval à droite. Réfrigérer 2 heures avant de servir. Servir dans un beau bol.

Apprécier!

Le mélange parfait de tomates, concombres et oignons

Contenu

2 gros concombres, coupés en deux et épépinés

1/3 tasse de vinaigre de vin rouge

1 cuillère à soupe. sucre blanc

1 cuillère à café. sel

3 grosses tomates coupées en morceaux

2/3 tasse d'oignon rouge haché grossièrement

Méthode

Mélanger tous les ingrédients et réfrigérer toute la nuit. Servir froid.

Apprécier!

Salade de concombre classique

Contenu

2 gros concombres, pelés et tranchés

1 gros oignon doux, tranché

2 c. sel

¼ tasse de carottes hachées

1/3 tasse de vinaigre

1 cuillère à café. gingembre moulu

5 c. sucre blanc

cuillère à thé. poivre noir grossier

Méthode

Mélanger tous les ingrédients et faire mariner le concombre toute la nuit au réfrigérateur. Servir froid.

Apprécier!

Salade de tomates aux éclaboussures de cerises

Contenu

4 tasses de tomates cerises coupées en deux

¼ tasse d'huile végétale

3 c. vinaigre de cidre de pomme

1 cuillère à café. séché

1 cuillère à café. basilic séché

1 cuillère à café. thym séché

½ c. sel

1 cuillère à café. sucre blanc

Méthode

Mélanger tous les ingrédients dans un bol et réserver pour laisser les tomates ramollir un peu. Bien mélanger et servir immédiatement.

Apprécier!

salade d'asperges

Contenu

1 ½ livre d'asperges, pelées et coupées en morceaux de 2 pouces

1 cuillère à soupe. vinaigre de riz

1 cuillère à café. Vinaigre de vin rouge

1 cuillère à café. sauce soja

1 cuillère à café. sucre blanc

1 cuillère à café. Moutarde de Dijon

2 cuillères à soupe. huile d'arachide

1 cuillère à soupe. huile de sésame

1 cuillère à soupe. grains de sésame

Méthode

Mettez le vinaigre de riz, la sauce soja, le vinaigre de vin rouge, le sucre et la moutarde dans un bocal hermétique et mélangez bien. Ajouter graduellement l'huile d'arachide et l'huile de sésame, en remuant constamment jusqu'à consistance lisse. Gardez-le de côté. Faites cuire les asperges dans de l'eau bouillante et égouttez-les. Mettez les asperges dans un grand bol. Arrosez-les de vinaigrette. Saupoudrer de graines de sésame et mélanger. Servez maintenant.

Apprécier!

Pâtes et haricots noirs en salade

Contenu

6 onces de petites pâtes conchiglia cuites et égouttées

1 bocal de petits pois rincés et égouttés

1 tasse d'oignons verts tranchés

¾ tasse de concombre haché et pelé

¾ tasse de tomates hachées

¾ tasse de poivron vert haché

1 petit piment jalapeno, haché finement

Pour dresser:

3 c. l'huile de colza

¼ tasse de vinaigre de vin rouge

1 cuillère à café. basilic séché

1 cuillère à café. Sauce amère

1 cuillère à café. poivre moulu

1 cuillère à café. Sucre

½ c. sel aromatisé

Méthode

Mélanger les pâtes, les pois, les oignons verts, les concombres, les tomates, les poivrons verts et les piments jalapeno dans un bol. Mélanger les épices et assaisonner avec du sel. Saupoudrer la sauce sur le mélange de légumes. Cheval à droite. Il est servi froid.

Apprécier!

Salade d'épinards et betteraves

Contenu

½ livre de pousses d'épinards, lavées et séchées

1 tasse de noix, hachées grossièrement

2 ½ c. sucre blanc

1/3 betterave marinée

¼ tasse de vinaigre de cidre de pomme

½ c. Poudre d'ail

1 cuillère à café. Granulés de bouillon de poulet

4 onces de fromage de chèvre, en purée

½ c. poivre noir

½ c. sel

¼ tasse d'huile végétale

Méthode

Faites caraméliser les noix dans une casserole, faites-les chauffer avec un peu de sucre à feu vif. Mélanger les betteraves avec le vinaigre de cidre de pomme, la poudre d'ail, les granules de bouillon, le sel, le reste du sucre et le poivre dans un robot culinaire. Verser l'huile et mélanger à nouveau jusqu'à consistance lisse. Mélanger les noix et les épinards confits et arroser de sauce. Saupoudrer de fromage et servir immédiatement.

Apprécier!

Salade de pommes de terre au vinaigre balsamique

Contenu

10 pommes de terre rouges, bouillies et coupées en dés

1 oignon, tranché finement

1 quart de boîte de coeurs d'artichauts

½ tasse de paprika, rôti puis coupé en dés

1 boîte d'olives noires

½ tasse de vinaigre balsamique

1 cuillère à café. thym sec

1 cuillère à café. basilic séché

½ c. Moutarde en poudre

3 c. huile d'olive

2 cuillères à soupe. Persil frais

Méthode

Mélangez tous les ingrédients dans un bol et mélangez bien pour que tous les ingrédients soient enrobés de vinaigre. Réfrigérer pendant 2 à 4 heures. Servir froid.

Apprécier!

Salade de tomates marinées

Contenu

3 tomates

2 cuillères à soupe. oignon haché

1 cuillère à soupe. basilic frais

1 cuillère à soupe. Persil frais

½ gousse d'ail

1/3 tasse d'huile d'olive

1/4 tasse de vinaigre de vin rouge

1/4 c. Poivre

sel au goût

Méthode

Prenez une belle grande assiette et mettez les tomates dessus. Prenez un bocal fermé et mettez le vinaigre haché, l'huile, le basilic, le persil, l'ail et le poivre et agitez vigoureusement afin que tous les ingrédients soient bien mélangés. Assaisonner le mélange avec une pincée de sel ou selon votre goût. Verser le mélange sur les tomates. Couvrir hermétiquement et réfrigérer toute la nuit ou au moins 4 heures. Il est servi froid.

Apprécier!

délicieuse salade de brocoli

Contenu

1 ½ livre de brocoli frais, cassé en bouquets

3 gousses d'ail

2 cuillères à soupe. Jus de citron

2 cuillères à soupe. vinaigre de riz

½ c. Moutarde de Dijon

Paprika au goût

1/3 tasse d'huile d'olive

Sel et poivre noir fraîchement moulu au goût

Méthode

Ajouter un peu d'eau dans une casserole et ajouter un peu de sel. Porter à ébullition et ajouter les fleurs. Cuire environ 5 minutes et filtrer. Dans un petit bol, ajouter l'ail, le vinaigre, le jus de citron, la moutarde, l'huile et le poivre et fouetter vigoureusement. Assaisonnez avec du sel et du poivre. Verser sur le brocoli et bien mélanger. Laisser reposer à température ambiante pendant 10 minutes, puis réfrigérer pendant 1 heure. Servir froid.

Apprécier!

Salade de maïs italienne avec vinaigrette italienne

Contenu

1 boîte de maïs entier

1 tasse de tomates fraîches, hachées finement

1 tasse de concombre, pelé et haché

½ tasse de céleri haché

½ tasse de paprika vert ou doux

2 oignons verts

½ tasse de vinaigrette italienne

Méthode

Prenez le maïs dans un bol et ajoutez les légumes un par un. Cheval à droite.

Verser la vinaigrette italienne dans la bouteille et mélanger à nouveau.

Couvrir et réfrigérer plusieurs heures. Servir froid.

Apprécier!

Salade d'asperges et poivrons

Contenu

1 ½ asperge fraîche, enlever les extrémités et couper en petits morceaux

2 poivrons jaunes, évidés et tranchés

¼ tasse d'amandes tranchées, grillées

1 oignon rouge

3 c. Moutarde de Dijon ¼ tasse d'huile d'olive ½ tasse de parmesan 3 gousses d'ail hachées

2 c. Jus de citron 2 cuillères à café Sucre 1 cuillère à café. sauce piquante Mélange de vinaigrettes au goût

Méthode

Prenez une plaque à pâtisserie et disposez les asperges et les poivrons sur une seule rangée. Arrosez les légumes d'huile d'olive. Réglez 400 degrés F ou 200 degrés C et préchauffez le four. Placer la poêle et faire frire pendant 8 à 10 minutes. Retournez les légumes de temps en temps. Refroidir les légumes et transférer dans un grand bol. Ajouter le fromage, l'oignon, les amandes torréfiées. Incorporer le reste de l'huile d'olive, la poudre de moutarde, le sucre, la sauce piquante, le jus de citron et la vinaigrette. Saupoudrer sur les légumes et mélanger. Servez maintenant.

Apprécier!

Salade de tomates et basilic

Contenu

3 tasses de riz cuit

1 concombre, évidé et coupé en cubes

1 oignon rouge

2 tomates

2 cuillères à soupe. huile d'olive

2 cuillères à soupe. vinaigre de cidre de pomme

1 cuillère à café. basilic frais

cuillère à thé. Poivre

½ c. sel

Méthode

Prenez un grand bol et mettez le riz, le concombre, l'oignon, la tomate et mélangez. Dans un pot hermétique, combiner l'huile d'olive, le vinaigre de cidre de pomme, le basilic et mélanger vigoureusement. Ajouter du sel et du poivre au goût. Saupoudrer le mélange de riz dessus et bien mélanger. Réfrigérer quelques heures avant de servir.

Apprécier!

Salade colorée du jardin

Contenu

5 cuillères à soupe. Vinaigre de vin rouge

3 c. l'huile de pépins de raisin

1/3 tasse de coriandre fraîche hachée

2 citrons

1 cuillère à café. Sucre blanc 2 gousses d'ail hachées

1 paquet de soja vert décortiqué surgelé

1 boîte de haricots noirs

3 tasses de grains de maïs surgelés

1 litre de tomates cerises coupées en quartiers

4 oignons verts finement tranchés

cuillère à thé. sel

Méthode

Fouetter ensemble le vinaigre, l'huile, le jus de citron, la coriandre, l'ail, le sucre et le sel dans un bocal scellé ou un grand bol pour créer un mélange lisse. Gardez-le de côté. Cuire les graines de soja jusqu'à ce qu'elles soient tendres. Cuire le maïs pendant 1 minute. Égoutter le soja et le maïs de l'eau et transférer dans un grand bol. Ajouter la vinaigrette. Jetez-le lentement. Ajouter les tomates, les oignons au mélange et mélanger. Couvrir le mélange. Réfrigérer pendant 2 à 4 heures. Servir froid.

Apprécier!

salade de champignons

Contenu

1 kilo de champignons frais

1 oignon, tranché finement et coupé en rondelles

Paprika doux haché, une poignée

2/3 tasse de vinaigre d'estragon

½ tasse d'huile de colza

1 cuillère à soupe. Sucre

1 gousse d'ail hachée

Une pincée de sauce chili

1 ½ c. sel

2 cuillères à soupe. Ce

Méthode

Ajouter tous les légumes et autres ingrédients sauf le paprika, les champignons et les oignons dans un grand bol. Mélangez bien. Ajouter les champignons et les oignons au mélange et mélanger doucement jusqu'à ce que tous les ingrédients soient bien mélangés. Couvrir le bol et réfrigérer toute la nuit ou 8 heures. Saupoudrer de paprika sur la salade avant de servir.

Apprécier!

Salade de quinoa, menthe et tomates

Contenu

1 ¼ tasse de quinoa 1/3 tasse de raisins secs 2 tomates 1 oignon finement haché

10 radis ½ concombre, 1/2, haché

2 cuillères à soupe. Amandes Tranchées Légèrement Grillées

une tasse de menthe fraîchement ciselée

2 cuillères à soupe. Persil frais haché finement

1 cuillère à café. Une tasse de cumin moulu Jus de citron 2 c. Huile de sésame 2 ½ tasses d'eau Sel facultatif

Méthode

Prenez une casserole et ajoutez de l'eau et une pincée de sel. Porter à ébullition et ajouter le quinoa et les raisins secs. Couvrir et cuire 12-15 minutes. Retirer du feu et laisser refroidir. Filtrez le quinoa et transférez-le dans un bol. Dans un bol moyen, mélanger les oignons, les radis, les concombres, les amandes et les tomates. Jetez-le lentement. Ajouter le quinoa. Assaisonner d'épices, d'huile et d'herbes aromatiques. Ajouter du sel au goût. Réfrigérer pendant 2 heures. Servir froid.

Apprécier!

la recette Salade de choucroute

Contenu

1 bocal de choucroute lavée et bien égouttée

1 tasse de carottes râpées

1 tasse de poivron vert finement haché

1 pot de piments hachés et égouttés

1 tasse de céleri finement haché

1 tasse d'oignon finement haché

un bol de sucre

½ tasse d'huile de colza

Méthode

Combiner tous les ingrédients dans un grand bol et bien mélanger. Couvrir le bol avec un couvercle et réfrigérer pendant la nuit ou pendant 8 heures. Servir froid.

Apprécier!

Salade de concombre rapide

Contenu

4 tomates, coupées en 8 quartiers

2 gros concombres, pelés et tranchés finement

¼ tasse de coriandre fraîche hachée

1 gros oignon rouge, tranché finement

1 citron frais, pressé

sel au goût

Méthode

Mettez le concombre tranché, la tomate, l'oignon rouge et la coriandre dans un grand bol et mélangez bien. Ajouter le jus de citron au mélange et remuer délicatement pour que tous les légumes soient enrobés de jus de citron. Assaisonner le mélange avec du sel. Servir immédiatement ou servir après refroidissement.

Apprécier!

Tranches de tomates à la sauce crémeuse

Contenu

1 tasse de mayonnaise

½ tasse de crème moitié-moitié

6 tomates, tranchées

1 oignon rouge, finement tranché en rondelles

cuillère à thé. basilic séché

quelques feuilles de laitue

Méthode

Mélanger la moitié et la moitié de la mayonnaise et de la crème et bien fouetter. Ajouter la moitié du basilic. Couvrir le mélange et réfrigérer. Prenez une assiette et tapissez-la de feuilles de laitue. Disposez les tranches de tomates et les rondelles d'oignon. Verser la vinaigrette froide sur la salade. Parsemez ensuite du reste de basilic. Servez maintenant.

Apprécier!

Assiette de Salade de Betteraves

Contenu

4 bottes de betteraves fraîches, équeutées

2 têtes d'endives belges

2 cuillères à soupe. huile d'olive

1 lb de mélange de laitue printanière

1 cuillère à soupe. Jus de citron

2 cuillères à soupe. vinaigre de vin blanc

1 cuillère à soupe. Chéri

2 cuillères à soupe. Moutarde de Dijon

1 cuillère à café. thym séché

½ tasse d'huile végétale

1 tasse de fromage feta émietté

Poivre et sel au goût

Méthode

Enduisez légèrement la betterave d'huile végétale. Rôtir environ 45 minutes dans un four préchauffé à 450 degrés F ou 230 degrés C. Pelez la betterave et coupez-la en cubes. Mélanger le jus de citron, la moutarde, le miel, le vinaigre et le thym dans un mélangeur et mélanger. Ajouter l'huile d'olive petit à petit pendant que le mixeur tourne. Ajouter du sel et du poivre au goût. Mettre la laitue, assez de vinaigrette dans un saladier et bien mélanger. Disposer la dinde sur une assiette. Empilez la salade verte. Garnir de cubes de betterave et de fromage feta.

Apprécier!

Salade de poulet et épinards

Contenu

5 tasses de poulet bouilli et haché

2 tasses de raisins verts, coupés en deux

1 tasse de pois rouges

2 tasses d'épinards déchirés emballés

2 ½ tasses de céleri tranché finement

7 Oz. Pâtes cuites en spirale ou coudées

1 bocal de coeurs d'artichauts marinés

½ concombre

3 oignons verts tranchés

Facultatif grandes feuilles d'épinards

Tranches d'orange, facultatif

Pour dresser:

½ tasse d'huile de colza

un bol de sucre

2 cuillères à soupe. vinaigre de vin blanc

1 cuillère à café. sel

½ c. Oignon

1 cuillère à café. Jus de citron

2 cuillères à soupe. persil fraîchement haché

Méthode

Mélanger le poulet, les pois, les épinards, les raisins, le céleri, les cœurs d'artichaut, le concombre, les oignons verts et les pâtes cuites dans un grand bol et mélanger. Couvrir et réfrigérer quelques heures. Mélanger les ingrédients restants dans un bol séparé et réfrigérer dans un récipient couvert. Juste avant de servir la salade, préparez la vinaigrette en mélangeant tous les ingrédients ensemble et en mélangeant bien. Mélanger les ingrédients et bien mélanger et servir immédiatement.

Apprécier!

Salade de concombre allemande

Contenu

2 gros concombres allemands, tranchés finement

½ oignon émincé

1 cuillère à café. sel

½ tasse de crème sure

2 cuillères à soupe. sucre blanc

2 cuillères à soupe. vinaigre blanc

1 cuillère à café. aneth séché

1 cuillère à café. persil séché

1 cuillère à café. méthode du piment

Mettez les concombres et les rondelles d'oignon dans une assiette. Salez les légumes et laissez reposer au moins 30 minutes. Pressez l'excès de jus des concombres après les avoir fait mariner. Mélanger la crème sure, le vinaigre, l'aneth, le persil et le sucre dans un bol avec le vinaigre, l'aneth et le persil. Tremper les tranches de concombre et d'oignon dans cette sauce. Réfrigérer une nuit ou au moins 8 heures. Saupoudrer de piment de Cayenne sur la salade juste avant de servir.

Apprécier!

Salade colorée d'agrumes avec vinaigrette unique

Contenu

1 pot de mandarines ¼ tasse de persil frais finement haché

Laitue frisée, facultatif

½ pamplemousse pelé et coupé

½ petit concombre

1 petite tomate, tranchée

½ petit oignon rouge

½ c. cassonade

3 c. Vinaigrette française ou italienne

1 cuillère à café. Jus de citron

1 pincée d'estragon séché

1 cuillère à café. basilic séché

cuillère à thé. Poivre

Méthode

Après avoir égoutté les oranges, mettez-les dans un petit bol et réservez. Réservez le jus. Prenez un petit bol et ajoutez le persil, le basilic, l'estragon, la vinaigrette, le jus de citron, le jus d'orange, la cassonade et le poivre. Fouetter le mélange jusqu'à consistance lisse. Mettez les feuilles de laitue dans une assiette. Disposer les fruits un à un. Verser la sauce sur les fruits et servir.

Apprécier!

Salade de pommes de terre, carottes et betteraves

Contenu

2 betteraves bouillies et tranchées

4 petites pommes de terre bouillies et coupées en dés

2 petites carottes, bouillies et tranchées

3 oignons verts, hachés

3 petits cornichons à l'aneth, hachés

¼ tasse d'huile végétale

2 cuillères à soupe. vinaigre de champagne

sel au goût

Méthode

Mélanger tous les ingrédients et bien mélanger pour marier les saveurs.

Réfrigérer quelques heures et servir très frais.

Apprécier!

Salade d'épinards et mûres

Contenu

3 tasses de bébés épinards, lavés et égouttés

1 pinte de mûres fraîches

1 pinte de tomates cerises

1 oignon vert, tranché

¼ tasse de noix finement hachées

6 onces de fromage feta émietté

½ tasse de fleurs comestibles

Votre choix de sauce au bacon ou de vinaigre balsamique

Méthode

Mélanger les épinards, la mûre, les tomates cerises, les oignons nouveaux, les noix en mélangeant. Ajouter le fromage et retourner à nouveau. Cette salade a bon goût; avec ou sans vinaigrette. Si vous souhaitez ajouter de la sauce, utilisez de la sauce au bacon ou une quantité généreuse de vinaigre balsamique de votre choix. Décorez avec vos fleurs comestibles préférées avant de servir.

Apprécier!

Salade de légumes au fromage suisse

Contenu

1 tasse d'oignons verts, tranchés

1 tasse de céleri, tranché

1 tasse de poivre vert

1 tasse d'olives farcies aux poivrons

6 tasses de laitue hachée

1/3 tasse d'huile végétale végétale

2 tasses de fromage suisse râpé

2 cuillères à soupe. Vinaigre de vin rouge

1 cuillère à soupe. Moutarde de Dijon

Poivre et sel au goût

Méthode

Mettre les olives, les oignons, le céleri et les poivrons verts dans un saladier et bien mélanger. Fouetter l'huile, la moutarde, le vinaigre dans un petit bol. Assaisonner l'assaisonnement avec du sel et du poivre. Verser la sauce sur les légumes. Réfrigérer toute une nuit ou plusieurs heures. Couvrir l'assiette de feuilles de laitue avant de servir. Mélangez le fromage avec les légumes. Mettez la salade sur la laitue. Garnir de fromage râpé. Servez maintenant.

Apprécier!

Délicieuse salade de carottes

Contenu

2 lb de carottes, pelées et coupées en fines tranches transversales

½ tasse de flocons d'amandes

1/3 tasse de bleuets séchés

2 tasses de roquette

2 gousses d'ail hachées

1 paquet de fromage danois, émietté

1 cuillère à soupe. vinaigre de cidre de pomme

¼ tasse d'huile d'olive extra vierge

1 cuillère à café. Chéri

1-2 pincées de poivre noir fraîchement moulu

sel au goût

Méthode

Mélanger les carottes, l'ail et les amandes dans un bol. Ajouter un peu d'huile d'olive et bien mélanger. Ajouter du sel et du poivre au goût. Transférer le mélange sur une plaque à pâtisserie et cuire au four préchauffé à 400 degrés F ou 200 degrés C pendant 30 minutes. Lorsque les bords deviennent dorés, retirer du four et laisser refroidir. Transférer le mélange de carottes dans un bol. Ajouter le miel, le vinaigre, les canneberges et le fromage et bien mélanger. Remuer la roquette et servir immédiatement.

Apprécier!

Salade de légumes marinés

Contenu

1 boîte de petits pois, égouttés

1 boîte de haricots verts français, égouttés

1 boîte Maïs blanc ou cosses, égoutté

1 oignon moyen, tranché finement

¾ tasse de céleri finement haché

2 cuillères à soupe. piment de la Jamaïque haché

½ tasse de vinaigre de vin blanc

½ tasse d'huile végétale

un bol de sucre

½ c. Poivre 1/2 c. sel

Méthode

Prenez un grand bol et mélangez les pois, le maïs et les haricots. Ajouter le céleri, l'oignon et le poivron et bien mélanger le mélange. Obtenez une marmite. Ajouter tous les autres ingrédients et porter à ébullition. Remuer constamment jusqu'à ce que le sucre se dissolve. Verser la sauce sur le mélange de légumes. Couvrir le bol avec un couvercle et réfrigérer toute la nuit. Vous pouvez le conserver au réfrigérateur pendant plusieurs jours. Servir froid.

Apprécier!

Salade de maïs coloré rôti

Contenu

8 Maïs frais en coque 1 Poivron rouge haché

1 poivron vert, haché

1 oignon rouge, haché

1 tasse de coriandre fraîche hachée

½ tasse d'huile d'olive

4 gousses d'ail écrasées puis hachées

3 citrons

1 cuillère à café. sucre blanc

Poivre et sel au goût

1 cuillère à soupe. sauce épicée

Méthode

Prenez une grande casserole et mettez-y le maïs. Versez de l'eau et faites tremper le maïs pendant 15 minutes. Retirer les soies des feuilles de maïs et réserver. Prenez un gril et chauffez-le à haute température. Mettez le maïs sur le gril et faites cuire pendant 20 minutes. Retournez-les de temps en temps. Laisser refroidir et jeter les peaux. Prenez un mélangeur et versez l'huile d'olive, le jus de citron, la sauce piquante et fouettez. Ajouter la coriandre, l'ail, le sucre, le sel et le poivre. Mélanger pour créer un mélange lisse. Saupoudrer de maïs. Servez maintenant.

Apprécier!

concombre crémeux

Contenu

3 concombres, pelés et tranchés finement

1 oignon, tranché

2 verres d'eau

¾ tasse de crème fouettée épaisse

¼ tasse de vinaigre de cidre de pomme

Persil frais haché sur demande

un bol de sucre

½ c. sel

Méthode

Ajouter l'eau et saler les concombres et les oignons, laisser reposer au moins 1 heure. Égoutter l'excès d'eau. Fouetter la crème et le vinaigre dans un bol jusqu'à consistance lisse. Ajouter les concombres marinés et les oignons. Bien mélanger pour enrober uniformément. Réfrigérer quelques heures. Parsemer de persil avant de servir.

Apprécier!

Salade de champignons marinés et tomates

Contenu

12 onces de tomates cerises, coupées en deux

1 paquet de Champignons frais

2 oignons verts tranchés

un verre de vinaigre balsamique

1/3 tasse d'huile végétale végétale

1 ½ c. sucre blanc

½ c. poivre noir moulu

½ c. sel

½ tasse de basilic frais haché

Méthode

Dans un bol, fouetter le vinaigre balsamique, l'huile, le poivre, le sel et le sucre jusqu'à consistance lisse. Prenez un autre grand bol et mélangez les tomates, les oignons, les champignons et le basilic. Jetez-le bien. Ajouter les assaisonnements et enrober les légumes uniformément. Couvrir le bol et réfrigérer pendant 3 à 5 heures. Servir froid.

Apprécier!

salade de haricots

Contenu

1 boîte de haricots rouges, lavés et égouttés

1 pot de pois chiches ou de pois chiches, lavés et égouttés

1 boîte de haricots verts

1 boîte de haricots blancs, égouttés

¼ tasse de poivrons verts en julienne

8 oignons verts, tranchés

½ tasse de vinaigre de cidre de pomme

une tasse d'huile de canola

un bol de sucre

½ c. sel

Méthode

Mélanger les haricots dans un grand bol. Ajouter le poivron vert et l'oignon aux haricots. Dans un bocal scellé, fouetter le vinaigre de cidre de pomme, le sucre, l'huile et le sel pour créer une sauce onctueuse. Laisser le sucre dans la vinaigrette se dissoudre complètement. Versez le mélange de haricots dessus et mélangez bien. Couvrir le mélange et réfrigérer toute la nuit.

Apprécier!

Salade de betteraves à l'ail

Contenu

6 betteraves bouillies, pelées et tranchées

3 c. huile d'olive

2 cuillères à soupe. Vinaigre de vin rouge

2 gousses d'ail

sel au goût

Quelques tranches d'oignons verts, pour garnir

Méthode

Combiner tous les ingrédients dans un bol et bien mélanger. Servez maintenant.

Apprécier!

Maïs mariné

Contenu

1 tasse de maïs surgelé

2 oignons verts, tranchés finement

1 cuillère à soupe. Poivron vert haché

1 feuille de laitue, facultatif

¼ tasse de mayonnaise

2 cuillères à soupe. Jus de citron

cuillère à thé. moutarde moulue

cuillère à thé. Sucre

1-2 pincées de poivre noir fraîchement moulu

Méthode

Mélanger la mayonnaise avec le jus de citron, la poudre de moutarde et le sucre dans un grand bol. Bien battre jusqu'à consistance lisse. Ajouter le maïs, le poivron vert, l'oignon à la mayonnaise. Assaisonner le mélange avec du sel et du poivre. Couvrir et laisser reposer au réfrigérateur pendant une nuit ou au moins 4-5 heures. Avant de servir, tapisser l'assiette de laitue et déposer la salade dessus.

Apprécier!

salade de pois

Contenu

8 tranches de bacon

1 paquet de petits pois surgelés, décongelés et égouttés

½ tasse de céleri haché

½ tasse d'oignons verts hachés

2/3 tasse de crème sure

1 tasse de noix de cajou hachées

Poivre et sel au goût

Méthode

Placer le bacon dans une grande poêle et cuire à feu moyen-vif jusqu'à ce qu'il soit doré des deux côtés. Égoutter l'excès d'huile avec une serviette en papier et émietter le bacon. Gardez-le de côté. Dans un bol moyen, mélanger le céleri, les pois, les oignons verts et la crème sure. Bien mélanger avec une main douce. Ajouter les noix de cajou et le bacon à la salade juste avant de servir. Servez maintenant.

Apprécier!

salade de navet

Contenu

¼ tasse de paprika doux, haché

4 tasses de navet pelé haché

¼ tasse d'oignons verts

¼ tasse de mayonnaise

1 cuillère à soupe. Vinaigre

2 cuillères à soupe. Sucre

cuillère à thé. Poivre

cuillère à thé. sel

Méthode

Obtenez un bol. Mélanger le paprika, l'oignon et mélanger. Prenez un autre bol pour préparer la vinaigrette. Mélanger la mayonnaise, le vinaigre, le sucre, le sel et le poivre et bien mélanger. Verser le mélange sur les légumes et bien mélanger. Prenez les navets dans un bol, ajoutez ce mélange aux navets et mélangez bien. Réfrigérer les légumes pendant la nuit ou pendant plusieurs heures. Plus de marinades ajouteront plus de saveur. Servir froid.

Apprécier!

Salade pomme et avocat

Contenu

1 paquet de vert bébé

¼ tasse d'oignon rouge, haché

½ tasse de noix hachées

1/3 tasse de fromage bleu émietté

2 c. Écorces de citron

1 pomme, pelée, évidée et tranchée

1 avocat, pelé, dénoyauté et haché

4 mandarines, pressées

½ citron, pressé

1 gousse d'ail hachée

2 cuillères à soupe. Sel d'huile d'olive

Méthode

Mélanger les légumes, les noix, les oignons rouges, le fromage bleu et le zeste de citron dans un bol. Bien mélanger le mélange. Fouettez vigoureusement le jus de mandarine, le zeste de citron, le jus de citron, l'ail haché, l'huile d'olive. Assaisonner le mélange avec du sel. Verser sur la salade et mélanger. Ajouter la pomme et l'avocat dans le bol et remuer la salade juste avant de servir.

Apprécier!

Salade de maïs, haricots et oignons

Contenu

1 boîte de maïs entier, lavé et égoutté

1 boîte de petits pois lavés et égouttés

1 boîte de haricots verts, égouttés

1 pot de Pimientos, égoutté

1 tasse de céleri finement haché

1 oignon, haché finement

1 poivron vert, haché finement

1 verre de sucre

½ tasse de vinaigre de cidre de pomme

½ tasse d'huile de colza

1 cuillère à café. sel

½ c. Poivre

Méthode

Prenez un grand saladier et mélangez l'oignon, le poivron vert, le céleri. Gardez-le de côté. Prenez une casserole et versez le vinaigre, l'huile, le sucre, le sel et le poivre et portez à ébullition. Retirer du feu et laisser refroidir le mélange. Saupoudrer les légumes et bien mélanger pour bien enrober les légumes. Réfrigérer plusieurs heures ou toute la nuit. Il est servi froid.

Apprécier!

Salade végétarienne italienne

Contenu

1 boîte de coeurs d'artichauts, égouttés et coupés en quartiers

5 tasses de laitue, rincée, séchée et hachée

1 poivron rouge, coupé en lanières

1 carotte 1 oignon rouge émincé

une tasse d'olives noires

une tasse d'olives vertes

½ concombre

2 cuillères à soupe. Fromage romain râpé

1 cuillère à café. thym fraîchement haché

½ tasse d'huile de colza

1/3 tasse de vinaigre d'estragon

1 cuillère à soupe. sucre blanc

½ c. Moutarde en poudre

2 gousses d'ail hachées

Méthode

Procurez-vous un récipient de taille moyenne avec un couvercle hermétique. Ajouter l'huile de colza, le vinaigre, la moutarde sèche, le sucre, le thym et l'ail. Couvrir le bol et fouetter vigoureusement pour former un mélange lisse. Transférer le mélange dans un bol et ajouter les cœurs d'artichauts. Réfrigérer et laisser mariner une nuit. Prenez un grand bol et mélangez la laitue, la carotte, le poivron rouge, l'oignon rouge, les olives, le concombre et le fromage. Secouez-le doucement. Ajouter du sel et du poivre au goût. Mélanger avec les artichauts. Laisser mariner pendant quatre heures. Servir froid.

Apprécier!

Salade de pâtes de la mer

Contenu

1 paquet de pâtes tricolores

3 branches de céleri

1 livre de chair de crabe imitation

1 tasse de petits pois surgelés

1 tasse de mayonnaise

½ c. sucre blanc

2 cuillères à soupe. vinaigre blanc

3 c. Lait

1 cuillère à café. sel

cuillère à thé. poivre noir moulu

Méthode

Faites bouillir beaucoup d'eau salée dans la casserole, ajoutez les pâtes et faites cuire pendant 10 minutes. Lorsque les pâtes bout, ajouter les petits pois et la chair de crabe. Mélanger les autres ingrédients mentionnés dans un grand bol et laisser reposer pendant un moment. Mélanger les pois, la chair de crabe et les pâtes. Servez maintenant.

Apprécier!

Salade de légumes grillés

Contenu

1 livre d'asperges fraîchement coupées

2 courgettes, coupées en deux dans le sens de la longueur et enfin parées

2 courgettes jaunes

1 gros oignon rouge tranché

2 poivrons rouges, coupés en deux et épépinés.

½ tasse d'huile d'olive extra vierge

un verre de vinaigre de vin rouge

1 cuillère à soupe. Moutarde de Dijon

1 gousse d'ail hachée

Sel et poivre noir moulu au goût

Méthode

Faites chauffer et griller les légumes pendant 15 minutes, puis retirez les légumes du gril et coupez-les en petits morceaux. Ajouter les autres ingrédients et remuer la salade pour que toutes les épices soient bien mélangées. Servez maintenant.

Apprécier!

Délicieuse salade de maïs d'été

Contenu

6 épis de maïs décortiqués et complètement nettoyés

3 grosses tomates coupées en morceaux

1 gros oignon, haché

¼ tasse de basilic frais haché

une tasse d'huile d'olive

2 cuillères à soupe. vinaigre blanc

Sel et poivre

Méthode

Ajouter l'eau et le sel dans une grande casserole et porter à ébullition. Faites bouillir le maïs dans cette eau bouillante, puis ajoutez tous les ingrédients énumérés. Bien mélanger le mélange et le mettre au réfrigérateur. Servir froid.

Apprécier!!

Salade de pois croustillants au caramel

Contenu

8 tranches de bacon

1 paquet de pois secs surgelés

½ tasse de céleri haché

½ tasse d'oignons verts hachés

2/3 tasse de crème sure

1 tasse de noix de cajou hachées

Saler et poivrer à votre goût

Méthode

Cuire le bacon dans une poêle à feu moyen jusqu'à ce qu'il soit doré.

Mélanger tous les autres ingrédients sauf la noix de cajou dans un bol. Enfin, ajoutez le bacon et les noix de cajou au mélange. Bien mélanger et servir immédiatement.

Apprécier!

Salade Magique Aux Haricots Noirs

Contenu

1 boîte de haricots noirs rincés et égouttés

2 boîtes de maïs séché

8 oignons verts hachés

2 piments jalapeno, évidés et hachés

1 poivron vert haché

1 avocat, pelé, épépiné et haché.

1 pot de poivre plus

3 tomates sans pépins et tranchées

1 tasse de coriandre fraîche hachée

1 citron vert pressé

½ tasse de vinaigrette italienne

½ c. sel d'ail piquant

Méthode

Prenez un grand bol et mettez-y tous les ingrédients. Remuez bien pour qu'ils soient bien mélangés. Servez maintenant.

Apprécier!

Très bonne salade grecque

Contenu

3 grosses tomates mûres coupées en morceaux

2 concombres pelés et hachés

1 petit oignon rouge, haché

une tasse d'huile d'olive

4 c. jus de citron

½ c. thym séché

Poivre et sel au goût

1 tasse de fromage feta émietté

6 olives noires grecques, dénoyautées et tranchées

Méthode

Prenez un bol moyen et mélangez bien les tomates, les concombres et les oignons et laissez le mélange reposer pendant cinq minutes. Arroser le mélange d'huile, de jus de citron, de thym, de sel, de poivre, de fromage feta et d'olives. Enlever du four et servir immédiatement.

Apprécier!!

Fabuleuse salade de concombre thaï

Contenu

3 gros concombres pelés qui doivent être coupés en tranches de ¼ de pouce et les graines enlevées

1 cuillère à soupe. sel

½ tasse de sucre blanc

½ tasse de vinaigre de vin de riz

2 piments jalapeno hachés

¼ tasse de coriandre hachée

½ tasse de cacahuètes hachées

Méthode

Combiner tous les ingrédients dans un grand bol et bien mélanger. Sucrez et servez frais.

Apprécier!

Salade de tomates et basilic riche en protéines

Contenu

4 grosses tomates mûres tranchées

1 livre de mozzarella fraîche en tranches de mozzarella

1/3 tasse de basilic frais

3 c. Huile d'olive vierge extra

Sel de mer de qualité

Poivre noir fraichement moulu

Méthode

Empilez les tranches de tomate et de mozzarella en alternance dans une assiette. Enfin, saupoudrez d'un peu d'huile d'olive, de fleur de sel fin et de poivre noir. Servir frais, assaisonné de feuilles de basilic.

Apprécier!

Salade rapide d'avocat et de concombre

Contenu

2 concombres moyens coupés en dés

2 cubes d'avocat

4 c. coriandre fraîche hachée

1 gousse d'ail hachée

2 cuillères à soupe. oignon vert haché

cuillère à thé. sel

poivre noir

gros citron

1 citron vert

Méthode

Prenez le concombre, l'avocat et la coriandre et mélangez bien. Enfin, ajoutez le poivre, le citron, le citron vert, l'oignon et l'ail. Cheval à droite. Servez maintenant.

Apprécier!

Salade d'orge aux tomates et fromage feta

Contenu

1 tasse de vermicelles d'orge crus

un verre d'olives vertes dénoyautées

1 tasse de fromage blanc haché

3 c. Presley frais haché

1 tomate mûre hachée

une tasse d'huile d'olive extra vierge

un verre de jus de citron

Sel et poivre

Méthode

Cuire l'orge selon les instructions du fabricant. Prenez un bol et mélangez bien l'orge, les olives, le persil, l'aneth et la tomate. Enfin, assaisonnez de sel et de poivre et ajoutez du fromage blanc sur le dessus. Servez maintenant.

Apprécier!

Salade anglaise de concombres et tomates

Contenu

8 tomates Roma ou datterino

1 concombre anglais, pelé et haché

1 tasse de jicama, pelé et finement haché

1 petit poivron jaune

½ tasse d'oignon rouge, haché

3 c. Jus de citron

3 c. Huile d'olive vierge extra

1 cuillère à soupe. persil séché

1-2 pincées de poivre

Méthode

Mélanger les tomates, le poivron, le concombre, le jicama et l'oignon rouge dans un bol. Jetez-le bien. Verser l'huile d'olive, le jus de citron et couvrir le mélange. Saupoudrer de persil et mélanger. Assaisonnez avec du sel et du poivre. Servir immédiatement ou froid.

Apprécier!

Salade d'aubergines de grand-mère

Contenu

1 aubergine

4 tomates, hachées

3 œufs, bouillis, hachés

1 oignon, haché finement

½ tasse de vinaigrette française

½ c. Poivre

Sel, pour l'assaisonnement, facultatif

Méthode

Lavez les aubergines et coupez-les en deux dans le sens de la longueur. Prenez une poêle et graissez-la avec de l'huile d'olive. Placez les aubergines sur le plateau graissé avec le côté coupé vers le bas. Cuire au four à 350 degrés F pendant 30 à 40 minutes. Sortez-le et laissez-le refroidir. Pelez les aubergines. Coupez-les en petits cubes. Prenez un grand bol et transférez-y les aubergines. Ajouter l'oignon, la tomate, l'œuf, les épices, le poivre et le sel. Jetez-le bien. Congeler au moins 1 heure au réfrigérateur et servir.

Apprécier!

Salade de carottes, bacon et brocoli

Contenu

2 têtes de brocoli frais, haché

½ kilo de bacon

1 botte d'oignons verts, hachés

½ tasse de carottes hachées

½ tasse de raisins secs, facultatif

1 tasse de mayonnaise

½ tasse de vinaigre blanc distillé

1-2 pincées de poivre

sel au goût

Méthode

Cuire le bacon dans une grande poêle profonde à feu moyen-vif jusqu'à ce qu'il soit doré. Filtrez et râpez. Mélanger le brocoli, les oignons verts, les carottes et le bacon dans un grand bol. Saler et poivrer. Démarrez correctement. Prenez un petit bol ou bol et mettez la mayonnaise et le vinaigre et fouettez. Transférer la vinaigrette au mélange de légumes. Assaisonner les légumes d'une main délicate. Réfrigérer au moins 1 heure et servir.

Apprécier!

Salade de concombre et tomate à la crème aigre

Contenu

3-4 concombres, pelés et tranchés

2 feuilles de laitue, pour garnir, facultatif

5-7 tranches de tomates,

1 oignon, tranché finement en rondelles

1 cuillère à soupe. Ciboulette hachée

½ tasse de crème sure

2 cuillères à soupe. vinaigre blanc

½ c. graine d'aneth

cuillère à thé. Poivre

une pincée de sucre

1 cuillère à café. sel

Méthode

Mettez les tranches de concombre dans un bol et saupoudrez de sel. Laisser mariner au réfrigérateur pendant 3-4 heures. Retirer et laver le concombre. Égoutter tout le liquide et transférer dans un grand saladier. Ajouter l'oignon et réserver. Prenez un petit bol et mélangez le vinaigre, la crème sure, la ciboulette, les graines d'aneth, le poivre et le sucre. Fouetter le mélange et verser sur le mélange de concombre. Secouez-le doucement. Dresser joliment l'assiette avec de la laitue et des tomates. Servez maintenant.

Apprécier!

Salade de tortellinis aux tomates

Contenu

1 kilo de pâtes tortellinis

3 tomates pelées coupées en deux

3 onces de salami dur, haché

2/3 tasse de céleri en tranches

¼ tasse d'olives noires tranchées

½ tasse de poivron rouge

1 cuillère à soupe. Oignon rouge, haché

1 cuillère à soupe. Pâte de tomate

1 gousse d'ail hachée

3 c. Vinaigre de vin rouge

3 c. vinaigre balsamique

2 c. Moutarde de Dijon

1 cuillère à café. Chéri

1/3 tasse d'huile d'olive

1/3 tasse d'huile végétale végétale

¾ tasse de provolone râpé

¼ tasse de persil frais haché

1 cuillère à café. romarin fraîchement haché

1 cuillère à soupe. Jus de citron

Poivre et sel au goût

Méthode

Cuire les pâtes selon les instructions sur le paquet. Verser de l'eau froide et égoutter. Gardez-le de côté. À l'aide d'un gril, faire cuire les tomates jusqu'à ce que la peau soit partiellement noircie. Maintenant, passez la tomate dans le mélangeur. Ajouter la pâte de tomate, le vinaigre, l'ail, le miel et la moutarde et mélanger à nouveau. Ajouter graduellement l'huile d'olive et l'huile végétale et fouetter jusqu'à consistance lisse. Saler et poivrer. Mélanger les pâtes avec tous les légumes, les herbes, le salami et le jus de citron dans un bol. Verser la vinaigrette et bien mélanger. Servir.

Apprécier!

Brocoli et bacon avec sauce mayonnaise

Contenu

1 bouquet de brocoli, coupé en bouquets

½ petit oignon rouge, haché finement

1 tasse de mozzarella râpée

8 tranches de bacon, cuites et émiettées

½ tasse de mayonnaise

1 cuillère à soupe. vinaigre de vin blanc

un bol de sucre

Méthode

Mettez le brocoli, le bacon cuit, les oignons et le fromage dans un grand saladier. Mélanger d'une main douce. Couvrir et réserver. Mélanger la mayonnaise, le vinaigre et le sucre dans un petit bol. Fouetter constamment jusqu'à ce que le sucre se dissolve et qu'un mélange lisse se forme. Verser la sauce sur le mélange de brocoli et enrober uniformément. Servez maintenant.

Apprécier!

Salade de poulet à la crème de concombre

Contenu

2 boîtes Ailes de poulet, égouttées

1 tasse de raisins verts sans pépins coupés en deux

½ tasse de noix ou d'amandes hachées

½ tasse de céleri haché

1 boîte de mandarines, égouttées

¾ tasse de vinaigrette crémeuse au concombre

Méthode

Procurez-vous un grand saladier profond. Transférez le poulet, le céleri, les raisins, les oranges et les noix de pécan ou les amandes de votre choix. Secouez-le doucement. Ajouter la vinaigrette au concombre. Enrober uniformément le mélange de poulet et de légumes avec la sauce à la crème. Servez maintenant.

Apprécier!

Légumes sauce au raifort

Contenu

¾ tasse de bouquets de chou-fleur

un verre de concombre

¼ tasse de tomates épépinées en dés

2 cuillères à soupe. tranches de radis

1 cuillère à soupe. Oignon vert tranché

2 cuillères à soupe. Céleri coupé en cubes

¼ tasse de fromage américain haché

Pour dresser:

2 cuillères à soupe. Mayonnaise

1-2 c. Sucre

1 cuillère à soupe. le raifort est prêt

1/8 c. Poivre

cuillère à thé. sel

Méthode

Mélanger le chou-fleur, les concombres, les tomates, le céleri, les radis, les oignons verts et le fromage dans un grand bol. Gardez-le de côté. Prenez un petit bol. Mélangez la mayonnaise, le sucre, le raifort jusqu'à ce que le sucre se dissolve et que vous obteniez un mélange homogène. Verser la sauce sur les légumes et bien mélanger. Réfrigérer pendant 1-2 heures. Servir froid.

Apprécier!

Salade de pois sucrés et de pâtes

Contenu

1 tasse de pâtes

2 tasses de petits pois surgelés

3 oeufs

3 oignons verts, hachés

2 branches de céleri, hachées

¼ tasse de vinaigrette Ranch

1 cuillère à café. sucre blanc

2 c. vinaigre de vin blanc

2 cornichons sucrés

1 tasse de fromage cheddar râpé

¼ poivre noir fraîchement moulu

Méthode

Cuire les pâtes dans de l'eau bouillante. Ajoutez-y une pincée de sel. Lorsque vous avez terminé, rincez à l'eau froide et égouttez. Prenez une casserole et remplissez-la d'eau froide. Ajouter les œufs et faire bouillir. Retirer du feu et recouvrir. Faire tremper les œufs dans de l'eau tiède pendant 10 à 15 minutes. Retirez les oeufs de l'eau tiède et laissez-les refroidir. Pelez et hachez la peau. Prenez un petit bol et mélangez la vinaigrette, le vinaigre et le sucre. Bien mélanger et assaisonner avec du sel et du poivre noir fraîchement moulu. Mélanger les pâtes, les œufs, les légumes et le fromage. Verser dans la vinaigrette et mélanger. Servir froid.

Apprécier!

Salade de poivrons colorés

Contenu

1 poivron vert, coupé en julienne

1 poivron jaune doux, coupé en julienne

1 poivron rouge doux, coupé en julienne

1 poivron violet, coupé en julienne

1 oignon rouge coupé en juliennes

1/3 tasse de vinaigre

une tasse d'huile de canola

1 cuillère à soupe. Sucre

1 cuillère à soupe. basilic fraîchement haché

cuillère à thé. sel

une pincée de poivre

Méthode

Prenez un grand bol et mélangez tous les poivrons et mélangez bien. Ajouter l'oignon et mélanger à nouveau. Prenez un autre bol et ajoutez les autres ingrédients et mélangez vigoureusement le mélange. Verser la sauce sur le mélange de poivrons et d'oignons. Bien mélanger pour enrober les légumes. Couvrez le mélange et laissez-le au réfrigérateur pendant une nuit. Servir froid.

Apprécier!

Salade de poulet au fromage, tomates séchées et pignons de pin

Contenu

1 miche de pain italien, hachée

8 Grillades de Poulet Grillé

½ tasse de pignons de pin

1 tasse de tomates séchées

4 oignons verts coupés en morceaux de 1/2 pouce

2 paquets de salade mixte

3 c. Huile d'olive vierge extra

½ c. sel

½ c. Poivre noir fraîchement moulu

1 cuillère à café. Poudre d'ail

8 onces de fromage feta, émietté

1 tasse de vinaigre balsamique

Méthode

Mélanger le pain italien et l'huile d'olive. Assaisonner avec du sel, de la poudre d'ail et du sel. Placer le mélange en une seule couche dans une poêle graissée de 9 x 13 pouces. Mettez sur le gril préchauffé et faites cuire jusqu'à ce qu'ils soient dorés et dorés. Retirer du four et laisser refroidir. Disposez les pignons de pin dans une poêle et placez-les sur la grille inférieure du four à viande et faites-les rôtir soigneusement. Prenez l'eau chaude dans un petit bol et trempez les tomates séchées au soleil jusqu'à ce qu'elles soient tendres. Trancher les tomates. Mélangez tous les légumes verts dans un saladier; Ajouter les tomates, les pignons de pin, les croûtons, le poulet grillé, la vinaigrette et le fromage. Jetez-le bien. Servir.

Apprécier!

Salade mozzarella et tomates

Contenu

¼ tasse de vinaigre de vin rouge

1 gousse d'ail hachée

2/3 tasse d'huile d'olive

1 litre de tomates cerises coupées en deux

1 ½ tasse de mozzarella demi-écrémé, haché

¼ tasse d'oignons hachés

3 c. basilic fraîchement haché

poivrer à votre goût

½ c. sel

Méthode

Prenez un petit bol. Ajouter le vinaigre, l'ail haché, le sel et le poivre et remuer jusqu'à ce que le sel se dissolve. Ajouter l'huile et fouetter le mélange jusqu'à consistance lisse. Ajouter les tomates, le fromage, l'oignon, le basilic dans un grand bol et mélanger délicatement avec les mains. Ajouter la vinaigrette et bien mélanger. Couvrez le bol et laissez-le au réfrigérateur pendant 1 à 2 heures. Mélangez-le de temps en temps. Servir froid.

Apprécier!

Salade de courgettes épicée

Contenu

1 ½ c. grains de sésame

¼ tasse de bouillon de poulet

3 c. pâte de miso

2 cuillères à soupe. sauce soja

1 cuillère à soupe. vinaigre de riz

1 cuillère à soupe. jus de citron vert

½ c. sauce chili thaï

2 c. cassonade

½ tasse d'oignons verts hachés

¼ tasse de coriandre hachée

6 courgettes, coupées en julienne

2 feuilles de Nori coupées en fines tranches

2 cuillères à soupe. amandes tranchées

Méthode

Mettre les graines de sésame dans une casserole et mettre à feu moyen. Cuire pendant 5 minutes. Remuer constamment. Griller légèrement. Mélanger le bouillon de poulet, la sauce soja, la pâte de miso, le vinaigre de riz, le jus de citron, la cassonade, la sauce chili, les oignons verts et la coriandre dans un bol et mélanger. Dans un grand saladier, mélanger les courgettes et les assaisonnements pour les assaisonner uniformément. Garnir les courgettes de graines de sésame grillées, d'amandes et de nori. Servez maintenant.

Apprécier!

Salade de tomates et asperges

Contenu

1 livre d'asperges fraîches, coupées en morceaux de 1 pouce

4 tomates, coupées en tranches

3 tasses de champignons frais, tranchés

1 poivron vert, coupé en julienne

¼ tasse d'huile végétale

2 cuillères à soupe. vinaigre de cidre de pomme

1 gousse d'ail hachée

1 cuillère à café. feuilles d'absinthe séchées

cuillère à thé. Sauce amère

cuillère à thé. sel

cuillère à thé. Poivre

Méthode

Prenez une petite quantité d'eau dans une casserole et faites cuire les asperges pendant environ 4-5 minutes jusqu'à ce qu'elles soient croustillantes et tendres. Filtrez et réservez de côté. Dans un grand saladier, mélanger les champignons avec les tomates et les poivrons verts. Mélanger les ingrédients restants dans un autre bol. Ajouter le mélange de légumes à la sauce. Bien mélanger et couvrir et réfrigérer pendant 2 à 3 heures. Servir.

Apprécier!

Salade de concombre à la menthe, oignons et tomates

Contenu

2 concombres, coupés en deux sur la longueur, épépinés et tranchés

2/3 tasse d'oignon rouge haché grossièrement

3 tomates, épépinées et hachées grossièrement

½ tasse de feuilles de menthe fraîche hachées

1/3 tasse de vinaigre de vin rouge

1 cuillère à soupe. édulcorant granulé sans calorie

1 cuillère à café. sel

3 c. huile d'olive

une pincée de poivre

sel au goût

Méthode

Mélanger les concombres, l'édulcorant granulé, le vinaigre et le sel dans un grand bol. Laissez-le se mouiller. Il doit être laissé à température ambiante pendant au moins 1 heure pour mariner. Remuez le mélange de temps en temps. Mettez les tomates, les oignons, la menthe fraîche hachée. Jetez-le bien. Ajouter l'huile au mélange de concombre. Mélanger pour enrober uniformément. Ajouter du sel et du poivre au goût. Servir froid.

Apprécier!

Salades Adas

(Salade de lentilles turques)

Contenu:

2 tasses de lentilles, propres

4 verres d'eau

une tasse d'huile d'olive

1 oignon, tranché

2-3 gousses d'ail, tranchées

2 c. poudre de cumin

1-2 citrons, jus seulement

1 bouquet de persil, tranché

Sucrer et augmenter avec du sel

2 tomates coupées en dés (facultatif)

2 œufs, bouillis et coupés en dés (facultatif)

olives noires en option

¼ tasse de lait blanc, facultatif, émietté ou tranché

Méthode

Ajouter les haricots et l'eau dans une grande casserole et porter à ébullition à feu moyen-vif. Baissez le feu, stabilisez et faites cuire jusqu'à ce que vous soyez prêt. Ne pas trop cuire. Filtrer et laver à l'eau froide. Faire chauffer l'huile d'olive dans une poêle à feu moyen. Ajouter l'oignon rouge et faire sauter jusqu'à ce qu'il soit transparent. Ajouter l'ail et le cumin et faire sauter encore 1 à 2 minutes. Transférer les haricots dans une grande assiette et ajouter l'oignon rouge, les tomates et les œufs. Mélanger le jus de citron, le persil, le boost et le sel. Servir frais saupoudré de fromage sur le dessus.

Apprécier!

Ayvar

Contenu:

3 aubergines moyennes, coupées en deux sur la longueur

6-8 poivrons rouges doux

½ tasse d'huile d'olive

3 c. Vinaigre ou jus d'orange fraîchement rempli

2-3 gousses d'ail, tranchées

Sucrer et augmenter avec du sel

Méthode

Préchauffer le four à 475 degrés F. Placer les aubergines, côté coupé vers le bas, sur une plaque à pâtisserie soigneusement graissée et cuire environ 20 minutes, jusqu'à ce que les styles soient dorés et que les aubergines soient cuites. Transférer dans une grande assiette et couvrir de vapeur pendant quelques minutes. Placer les poivrons doux sur la plaque à pâtisserie et cuire, en les retournant au four, pendant encore 20 minutes, jusqu'à ce que la peau soit noire et que les poivrons soient tendres. Transférer dans une autre assiette et couvrir de vapeur pendant quelques minutes. Une fois les légumes nettoyés refroidis, la pulpe de l'aubergine est retirée dans une grande assiette ou dans un mélangeur et les parties restantes sont jetées. Hachez les poivrons et ajoutez-les aux aubergines. Utilisez un pilon à pommes de terre pour écraser les aubergines et les poivrons jusqu'à consistance lisse. mais toujours un peu grossier. Si vous utilisez un mixeur,

Apprécier!

salade de bakdoonsiyeh

Contenu:

2 bouquets de persil italien, tranché

tasse de tahini

¼ tasse de jus de citron

sel au goût

Ce

Méthode

Fouetter le tahini ensemble, le jus d'orange frais et le sel dans un bol jusqu'à consistance lisse. Ajouter une cuillère. ou assez d'eau pour faire un pansement épais. Assaisonner selon l'envie. Ajouter le persil haché et mélanger. Servez maintenant.

Apprécier!

salade rellena

Contenu:

2 lb Jaune, Céleri Yukon Gold or

½ tasse d'huile

¼ tasse de jus de citron ou d'orange fraîchement rempli

2-3 places de piments amarillo, facultatif

Sucrer et augmenter avec du sel

2 tasses

2-3 œufs durs, tranchés

6-8 olives noires dénoyautées

Méthode:

Mettez le céleri dans une casserole remplie d'eau salée. Chauffer jusqu'à ébullition et cuire le céleri jusqu'à ce qu'il soit tendre et prêt. Gardez-le de côté. Réduire en purée le céleri avec un pilon à pommes de terre ou écraser jusqu'à consistance lisse avec un pilon à pommes de terre. Mélanger l'huile, augmenter (le cas échéant), le minéral de calcium ou le jus d'orange frais et le sel au goût. Alignez un plat à lasagnes. Répartir 50% du céleri au fond de l'assiette et l'aplatir. Étalez votre farce préférée de la même manière sur le céleri. Répartir le reste de céleri sur la garniture de la même manière. Pourquoi placer une assiette de service à l'envers sur l'assiette. À l'aide des deux mains, déposez le boîtier sur la plaque et tournez-le à plat et droit. Décorer avec des œufs durs et des olives et assaisonner si désiré.

Apprécier!

salade curtido

Contenu:

½ tête de chou

1 carotte, pelée et râpée

1 tasse de haricots

4 tasses d'eau bouillante

3 oignons nouveaux tranchés

½ tasse de vinaigre de cidre de pomme blanc

½ tasse d'eau

1 pousse de piment jalapeno ou serrano

½ c. sel

Méthode

Placer les légumes et les haricots dans une grande poêle résistante à la chaleur. Ajouter l'eau bouillante dans la casserole pour couvrir les légumes et les haricots et laisser reposer pendant environ 5 minutes. Égoutter dans une passoire en laissant le plus de liquide possible. Remettre les légumes et les haricots dans l'assiette et mélanger avec le reste des ingrédients. Laisser durcir une heure ou deux au réfrigérateur. Servir froid.

Apprécier!

Salade Gado Gado

Contenu

1 tasse de haricots verts, bouillis

2 carottes, pelées et tranchées

1 tasse de haricots verts, coupés en 2 pouces, cuits à la vapeur

2 pommes de terre, pelées, bouillies et tranchées

2 tasses de laitue

1 concombre, pelé et coupé en rondelles

2-3 tomates, coupées en tranches

2-3 œufs durs, coupés en cubes

10-12 Krupuk, craquelins aux crevettes

sauce aux arachides

Méthode

Mélanger tous les ingrédients sauf la laitue et bien mélanger. Servir la salade sur un lit de laitue.

Apprécier!

Hobak Namulu

Contenu

3 Hobak ou courgettes, coupées en demi-lunes

2-3 gousses d'ail, hachées

1 cuillère à café. Sucre

sel

3 c. cornichon de soja

2 cuillères à soupe. Huile de sésame grillé

Méthode

Cuire à la vapeur une casserole d'eau à feu moyen-vif. Ajouter celui cuit et cuire environ 1 minute. Filtrer et laver à l'eau froide. Déchargez à nouveau. Mélangez tous les ingrédients et mélangez bien. Servir chaud avec une sélection d'accompagnements japonais et un plat principal.

Apprécier!

Salade Horiatiki

Contenu

3-4 tomates, évidées et hachées

1 concombre, pelé, épépiné et haché

1 oignon rouge, tranché

½ tasse d'olives Kalamata

½ tasse de fromage feta, haché ou émietté

½ tasse d'huile d'olive

un verre de vinaigre de cidre de pomme

1-2 gousses d'ail, hachées

1 cuillère à café. origan

Assaisonner avec du sel et du zeste au goût

Méthode

Placer les légumes frais, les olives et les produits laitiers sur une grande assiette non réactive. Dans un autre bol, mélanger l'huile d'olive, le vinaigre de cidre de pomme, les gousses d'ail, le thym, assaisonner et saler. Versez la sauce dans l'assiette avec les légumes frais et mélangez. Laisser mariner une demi-heure et servir chaud.

Apprécier!

Salade de poulet Waldorf

Contenu:

Sel et poivre

4,6 à 8 oz de poitrines de volaille désossées et sans peau, pas plus larges que 1 pouce, lourdes, parées

½ tasse de mayonnaise

2 cuillères à soupe. jus de citron

1 cuillère à café. Moutarde de Dijon

½ c. graines de fenouil moulues

2 côtes de céleri, hachées

1 échalote, hachée

1 Granny Smith pelé, épépiné, coupé en deux et coupé en morceaux d'un pouce

1/2 tasse de noix, hachées

1 cuillère à soupe. Estragon frais tranché

1 cuillère à café. thym frais tranché

Méthode

Dissoudre 2 cuillères à soupe. sel dans 6 verres d'eau froide dans une casserole. Plonger la volaille dans l'eau. Faites chauffer la casserole sur de l'eau chaude jusqu'à 170 degrés. Éteignez le feu et laissez reposer 15 minutes. Remettre la volaille dans une assiette tapissée de papier absorbant. Réfrigérer la volaille jusqu'à ce qu'elle soit froide, environ une demi-heure. Pendant que la volaille refroidit, incorporer la mayonnaise, le jus de citron, la moutarde, le fenouil moulu et ¼ de cuillère à café. lever ensemble sur une grande assiette. Séchez la volaille avec des éponges et coupez-la en morceaux d'un demi-pouce. Remettre la volaille dans l'assiette avec le mélange de mayonnaise. Ajouter les flocons d'avoine, l'échalote, le jus de pomme, les noix, l'estragon et le thym; Jeter pour mélanger. Assaisonner de semoule et ajouter du sel au goût. Servir.

Apprécier!

Salade de lentilles aux olives et fromage feta

Contenu:

1 tasse de haricots, cueillis et rincés

Sel et poivre

6 verres d'eau

2 tasses de bouillon de poulet faible en sodium

5 gousses d'ail, légèrement écrasées et pelées

1 feuille de laurier

5 cuillères à soupe. Huile d'olive vierge extra

3 c. vinaigre de vin blanc

½ tasse d'olives kalamata grossièrement tranchées

½ tasse d'excellents résultats frais et hachés

1 grosse échalote hachée

une tasse de fromage feta émietté

Méthode

Faire tremper les haricots dans 4 tasses d'eau chaude avec 1 cuillère à café. sel dedans. Bien filtrer. Mélanger les haricots, l'eau restante, le bouillon, l'ail, la feuille de laurier et le sel dans une casserole et cuire jusqu'à ce que les haricots soient tendres. Égoutter et retirer l'ail et les feuilles de laurier. Dans un bol, combiner avec les autres ingrédients et bien mélanger. Servir garni d'un peu de fromage.

Apprécier!

Salade de Bœuf Grillé à la Thaïlandaise

Contenu:

1 cuillère à café. Poivron rouge

1 cuillère à café. assaisonnement paprika poivre

1 cuillère à soupe. riz blanc

3 c. eau minérale calcique, 2 citrons

2 cuillères à soupe. sauce poisson

2 cuillères à soupe. Ce

½ c. Sucre

1,1 ½ livre de farine d'accompagnement, tranchée

Poussée de sel et blanc, grossièrement moulue

4 échalotes, tranchées finement

1 ½ tasse de résultats parfaits frais, déchiré

1 ½ tasse de feuilles de coriandre fraîche

1 thaï chilien, équeuté et coupé en fines tranches

1 concombre anglais sans pépins, coupé en tranches de 1/4 de pouce de large

Méthode

Faites frire les plats d'accompagnement à feu vif jusqu'à ce qu'ils soient cuits. Mettez-le de côté pour se reposer. Couper en bouchées. Combiner tous les ingrédients dans un bol et bien mélanger jusqu'à ce qu'ils soient combinés. Servez maintenant.

Apprécier!

salade américaine

Contenu

1 petite tête de chou rouge, hachée

1 grosse carotte, râpée

1 pomme, évidée et hachée

Au moins 50% de jus de citron

25 raisins blancs sans pépins, tranchés

1/2 tasse de noix, hachées

3/4 tasse de raisins secs, les raisins secs dorés ont meilleure apparence mais je préfère les raisins secs ordinaires pour le goût

1/2 oignon blanc, haché

4 c. Mayonnaise

Méthode

Dans l'ordre indiqué, ajoutez tous les éléments dans un grand plateau.

Après avoir ajouté le jus de citron à tous les ingrédients, bien mélanger.

Apprécier!

Délicieuse salade de roquette aux crevettes

Contenu

2 tasses de roquette légèrement tassée

1/2 tasse de poivron rouge, coupé en julienne

1/4 tasse de carottes, coupées en julienne

1 1/2 c. huile d'olive extra vierge, divisée

1 cuillère à café. romarin frais haché

1/4 c. piment haché

1 gousse d'ail, tranchée finement

8 grosses crevettes décortiquées et nettoyées

1 1/2 c. vinaigre balsamique blanc

Méthode

Mélanger la roquette, le paprika et les carottes dans un grand bol. Dans une grande poêle, ajouter environ 1 c. Ajouter l'huile et chauffer à feu moyen. Mettez le poivre, l'ail et le romarin dans la casserole et faites cuire jusqu'à ce que l'ail soit tendre. Ajouter les crevettes et augmenter le feu. Cuire jusqu'à ce que les crevettes soient cuites. Mettre les crevettes dans un bol. Ajouter le reste de l'huile et du vinaigre dans la poêle et chauffer jusqu'à ce qu'il soit chaud. Verser ce mélange sur le mélange de roquette et remuer jusqu'à ce que la sauce enrobe les légumes. Garnir la salade de crevettes et servir immédiatement.

Apprécier!

Salade de crevettes

Contenu

2 tranches de bacon coupées au milieu

1/2 livre de grosses crevettes, décortiquées et nettoyées

1/4 c. Poivron rouge

1/8 c. poivre noir

aérosol de cuisson

1/8 c. sel, séparé

1 1/4 c. jus de citron frais

3/4 c. Huile d'olive vierge extra

1/4 c. moutarde de Dijon entière

1/2 paquets de 10 onces de salade romaine

1 tasse de tomates cerises, coupées en quartiers

1/2 tasse de carottes hachées

1/2 tasse de maïs entier surgelé, décongelé

1/2 avocat mûr, pelé, coupé en 4 parties

Méthode

Faire revenir le bacon dans une poêle jusqu'à ce qu'il soit croustillant. Coupez-le dans le sens de la longueur. Nettoyez la poêle et vaporisez-la d'un aérosol de cuisson. Remettre la casserole à chauffer et chauffer à feu moyen. Assaisonnez les crevettes avec du poivre et du paprika. Ajouter les crevettes dans la poêle et cuire jusqu'à ce qu'elles soient prêtes. Saupoudrer de sel et bien mélanger. Dans un petit bol, mélanger le jus de citron, l'huile, le sel et la moutarde dans un bol. Mélanger la laitue, les crevettes, la tomate, la carotte, le maïs, l'avocat et le bacon dans un bol et mélanger avec la sauce. Bien mélanger et servir immédiatement.

Apprécier!

www.ingramcontent.com/pod-product-compliance
Lightning Source LLC
Chambersburg PA
CBHW070405120526
44590CB00014B/1260